ÜBER

AUGENKLINIKEN

UND IHRE BEDEUTUNG FÜR DEN

OPHTHALMOLOGISCHEN UNTERRICHT.

REDE

GEHALTEN AM 19. DECEMBER 1891

ZUR

FEIER DER EINWEIHUNG

DER

NEUEN UNIVERSITÄTS-AUGENKLINIK IN STRASSBURG

VON

Prof. Dr. LAQUEUR.

STRASSBURG

VERLAG VON KARL J. TRÜBNER

1892.

ÜBER

AUGENKLINIKEN

UND IHRE BEDEUTUNG FÜR DEN

OPHTHALMOLOGISCHEN UNTERRICHT.

REDE

GEHALTEN AM 19. DECEMBER 1891

ZUR

FEIER DER EINWEIHUNG

DER

NEUEN UNIVERSITÄTS-AUGENKLINIK IN STRASSBURG

VON

Prof. Dr. LAQUEUR.

STRASSBURG
VERLAG VON KARL J. TRÜBNER
1892.

Hochansehnliche Versammlung!

Die heutige Feier, welcher Sie die Ehre Ihrer Anwesenheit schenken, gilt der Vollendung eines seit lange geplanten, für nothwendig erkannten Werkes, der neuen Augenklinik. Mit ihr ist die Reihe der Lehrinstitute, auf welche unsere Universität mit Recht stolz sein darf, zwar noch nicht geschlossen, ihr aber ein neues wichtiges Glied eingefügt und auch der ophthalmologischen Wissenschaft eine würdige Werkstätte bereitet worden.

Die erste Empfindung, welche ein so glückliches Ereigniss in uns erregt, muss naturgemäss die der freudigen Dankbarkeit gegen Alle sein, welche das Werk geplant, gefördert und ausgeführt haben. Ihnen allen sei von dieser Stelle aus tiefem Herzen inniger Dank gezollt: in erster Linie der hohen Regierung dieses Landes, dem Universitätscuratorium und dem Landesausschuss, welcher in liberalster Weise die erforderlichen Geldmittel bewilligt hat, sodann dem Verwaltungsrath des Bürgerhospitals, welcher uns nicht nur den Bauplatz unentgeltlich zugewiesen, sondern auch durch Aufopferung eines störenden Nachbargebäudes die Ausführung des Werkes in seiner jetzigen Gestalt ermöglicht hat, endlich Herrn Architekten Issleiber, welcher mit unermüdlichem Eifer und voller Hingebung Alles aufgeboten hat, um den mannigfachen Bedürfnissen des Instituts bis ins Kleinste gerecht zu werden. Wenn, wie ich hoffe, das Werk sich bewährt, so werden noch in späten Tagen die Lernenden, welche geistigen, die Kranken, welche gesundheitlichen Gewinn aus ihm ziehen, der Männer in Dankbarkeit gedenken, deren vereinten Bemühungen seine Herstellung in diesem Umfange gelungen ist.

Welcher Universitätslehrer wäre nicht glücklich, wenn er ein seiner Wissenschaft geweihtes, nach seinen Angaben ausgeführtes, mit allen erforderlichen Einrichtungen ausgestattetes Institut seiner Bestimmung übergeben darf, zumal wenn sich der Ausführung zahlreiche Hindernisse entgegengethürmt hatten, deren Wegräumung nur mühevoll gelungen ist? Die Befriedigung aber, welche der *Ophthalmologe* in einer solchen Situation empfindet, ist noch besonderer Art: sie gleicht, wenn ich mich so ausdrücken darf, der Freude des Emporkömmlings, dem der neuerdings erworbene Besitz, wie Jeder weiss, mehr Vergnügen macht, als der von den Vätern ererbte des reichen Mannes. Die Zeit liegt noch gar nicht weit zurück — meine Altersgenossen haben sie erlebt — da an unseren Universitäten der Ophthalmologie entweder gar kein oder doch nur ein sehr bescheidener Platz eingeräumt war, und vieljähriger harter Kämpfe hat es bedurft, um ihr die Stellung zu erobern, deren sie sich heute als gleichberechtigte Disciplin neben den anderen Fächern der Medicin erfreut. Dass die innere Medicin, die Chirurgie, die Geburtshilfe wohleingerichtete besondere Anstalten nöthig hat, um ihren Lehraufgaben gerecht zu werden, hat man nie bezweifelt, so lange die klinische Lehrmethode existirt. Aber die Augenheilkunde, ein Specialfach! Sie hat nicht das Recht gesonderter Existenz im academischen Lehrorganismus. Die inneren Augenerkrankungen gehören der inneren Klinik an, die äusseren und operativ zu behandelnden sind nur ein Theil der Chirurgie, also sind die Krankheiten des Auges von den Vertretern dieser Fächer zu lehren. Oeffnen wir erst *einer* Specialität Thür und Thor, so werden alle andern nachdrängen und Einlass begehren, und dann zerfasert sich die Medicin in lauter Einzelfächer. Ein bekannter Gegner des Specialistenthums gab dieser Befürchtung einmal einen drastischen Ausdruck, indem er klagte: Ich sehe schon die Zeit kommen, da es Specialisten für die Krankheiten der vorderen Augenkammer und Specialisten für die der hinteren Augenkammer geben wird.

Wir stehen heute glücklicherweise auf einem anderen Standpunkte; die Nothwendigkeit, von dem Hauptstamme der Medicin einzelne Fächer zum Zwecke des tieferen Studiums nicht abzulösen, aber abzuzweigen, wird nur noch hie und da bestritten. Aber ungerecht wäre es, wollten wir die Anschauungen unserer Vorfahren kurzweg als Ausfluss der Beschränktheit, des falschen Ehrgefühls oder gar des kleinlichen Eigennutzes erklären. Wie überall, müssen wir auch hier die Dinge in historischer Beleuchtung betrachten, wollen wir ihren Zusammenhang verstehen und das Urtheil des damaligen Geschlechtes begreifen.

In welchem Zustande befand sich in der That die Ophthalmologie zu Anfang unseres Jahrhunderts, als für die innere Medicin und die Chirurgie der klinische Unterricht an den deutschen Universitäten sich einzubürgern begann? Dieser Zustand war kläglich und trostlos. Ursprünglich von den Aerzten des griechischen und römischen Alterthums in einer für die damalige Zeit wissenschaftlich zu nennenden Weise cultivirt, war sie in der späteren römischen Kaiserzeit in die Hände unwissender und gewissenloser Heilkünstler gefallen, traurige Gesellen, meistens Schuster oder Weber, die in ihrem Handwerk keinen Erfolg gehabt hatten, aber, schlau und gerieben, wohl wussten, dass das Publicum in Krankheitsfällen am leichtesten zu betrügen war. Jene Oculisten, von denen jeder eine alle Augenkrankheiten heilende Salbe erfand und verkaufte, waren schon bei ihren Zeitgenossen, wie wir aus den späteren Satyrikern wissen, der wohlverdienten Verachtung anheimgefallen. Auch jene relative Blütheperiode, welche die Medicin den arabischen Aerzten des spanisch-maurischen Reiches verdankt, hat der Augenheilkunde keine Förderung gebracht. Avicenna und Rhazes standen ganz auf dem Boden der griechischen Wissenschaft und haben sie durch eigene Beobachtungen kaum bereichert, aber es waren wenigstens redliche und achtungswerthe Männer. Dann folgt aber im Mittelalter wiederum eine Periode der schlimmsten Verödung und Verkommenheit. Ohne alle anatomische Kenntnisse, ja ohne den Werth derselben auch nur zu ahnen, haben sich im späteren Mittelalter und bis ins vorige Jahrhundert die Vertreter der Augenheilkunde darauf verlegt, Wundermittel zu ersinnen und den Staar nach einer rohen, empirischen Methode zu operiren. Diese professionellen Staarstecher, welche, von Stadt zu Stadt reisend, ihr trauriges Handwerk auf offenem Markte neben den Akrobaten und Gauklern ausübten, nach beendigter Operation den Kranken seinem Schicksale überliessen, um in einer anderen Stadt dasselbe Spiel zu wiederholen, erfüllen uns mit nicht geringerem Abscheu, als ihre Collegen aus der römischen Kaiserzeit. Der finstere Geist jener Zeit hat kaum etwas Widerwärtigeres hervorgebracht, als dieses Zerrbild der Augenheilkunde, welches bis in unser Jahrhundert hereinragte.

Und wie verhielt sich die zünftige Medicin jenem Treiben gegenüber? Ihre Vertreter haben es sicher verurtheilt und gebrandmarkt, sie waren aber nicht in der Lage, es wirksam zu bekämpfen; lag doch die gesamte Medicin in einem Zustande roher und unwissenschaftlicher Empirie, befangen in einem Banne von Selbsttäuschung und Eitelkeit, den der kaustische Spott Molière's den intelligenten Zeitgenossen schonungslos enthüllt hat.

Aber die Morgenröthe einer besseren Zeit begann anzubrechen. Im vorigen Jahrhundert waren es zuerst französische Aerzte, Maîtrejean, Pourfour du Petit, vor Allem Daviel und später Demours, welche sich mit dem Auge und seinen Störungen wissenschaftlich zu befassen unternahmen, gestützt zum Theil auf die naturwissenschaftlichen Arbeiten der grossen Physiker Kepler und Newton und die anatomischen Forschungen eines Morgagni, Haller, Zinn und Sœmmering. Ihnen folgte zu Ende des vorigen und Anfang unseres Jahrhunderts die Wiener Schule in ihren Repräsentanten Richter und Beer, welche zuerst einen systematischen klinischen Unterricht in der Ophthalmologie einrichteten. Das Verdienst dieser Männer liegt vor Allem darin, dass sie die Augenheilkunde, welche in einen handwerksmässigen Technicismus ausgeartet war, wieder an die Medicin anschlossen, die in dieser üblichen Methoden auf das Auge anwendeten und den Zusammenhang desselben mit den übrigen Systemen des Organismus wieder herstellten. Der relativ geringe Umfang der Disciplin nöthigte dazu, sie an eine andere grössere anzuschliessen, und da bot sich denn naturgemäss die Chirurgie als diejenige, mit welcher sie am leichtesten verbunden werden konnte. Bis vor 30 Jahren wurde denn thatsächlich die Augenheilkunde an den deutschen und ausländischen Universitäten von den Professoren der Chirurgie gelehrt, deren Lehrstühle Professuren für Chirurgie und Ophthalmologie hiessen. Es waren hochverdiente Männer, unter ihnen Namen wie Dieffenbach und Himly, denen unser Fach, namentlich auf operativem Felde, manchen wichtigen Fortschritt verdankt, ja einzelne von ihnen, wie der seiner Zeit berühmte Chelius in Heidelberg, haben sogar den Schwerpunkt ihres Wirkens nach der ophthalmologischen Seite hin verlegt. Allein es lag in der Natur der Sache, dass das kleine Gebiet der Augenheilkunde neben dem grossen und umfassenden weitaus in den meisten Fällen nur nebensächlich behandelt wurde.

Allein es giebt in der Natur nichts Geringfügiges und Unbedeutendes; dem beschränkten menschlichen Geiste erscheint nur Vieles so. In dem kleinen Organ von 24 Millimeter Durchmesser und 7 Gramm Gewicht und in seinen Annexen hat die Natur fast alle sonst im Körper vorhandenen Gewebe zu reproduciren gewusst und ausserdem Bildungen, die nur ihm eigenthümlich sind, ein wahrer Mikrokosmus. Dementsprechend enthüllte sich dem forschenden Auge eine ungeahnte Fülle von pathologischen Erscheinungen, reich und mannigfaltig und verwickelt genug, um der emsigen Thätigkeit eines ganzen Lebens Stoff und Inhalt zu geben. Wie konnte eine solche Aufgabe mit Erfolg gelöst werden, wenn die Augenheilkunde nur beiläufig, anhangsweise betrieben wurde, wie konnte der Unterricht fruchtbringend gestaltet werden, wenn in der Klinik neben den zahlreichen chirurgischen Fällen hier und da einmal ein ophthalmologischer Krankheitsfall vorgestellt und erörtert wurde? Chirurgisch-Kranke und Augenkranke, am Oberschenkel Amputirte und Staaroperirte lagen in den Sälen der Klinik bunt durcheinander, sich gegenseitig störend, die Augenkranken zudem allen damals nicht zu beherrschenden Hospitalschädlichkeiten ausgesetzt.

So war die Lage an den deutschen Universitäten noch vor 30 Jahren — in Oesterreich war schon früher eine Besserung eingetreten — und so wäre sie noch lange geblieben, wenn nicht ein Mann erschienen wäre, der sie mit einem Schlage veränderte — eine Persönlichkeit, wie sie glänzender und eingreifender die Geschichte kaum irgend einer Wissenschaft aufzuweisen hat,

Albrecht von Græfe, mit dessen gefeiertem Namen die Ophthalmologie eine neue Aera begann Ein glückliches Geschick hat ihn im rechten Momente erscheinen lassen. Kurz vor seinem Auftreten hatte Helmholtz die Welt mit dem Augenspiegel beschenkt, nicht gar lange vorher hatten Volkmann und Listing die Grundlagen der physiologischen Optik gelegt, hatten Anatomen wie Brücke die feinere Structur der Membranen des Auges der Untersuchung unterworfen. Der Boden war also gut vorbereitet, auf welchem der geniale und mit allen Mitteln der Forschung und Beobachtung bestausgerüstete jugendliche Meister den stolzen Bau der modernen Ophthalmologie errichten konnte. Auch das dürfen wir als eine Gunst des Schicksals preisen, dass es ihm zwei Männer an die Seite stellte — beide wie er leider der Wissenschaft entrissen — die seine Thätigkeit auf das Glücklichste ergänzten: *Donders,* welcher durch seine Arbeiten im Gebiete der Refractionsanomalien diesen Theil der Ophthalmologie zu einem in medicinischen Dingen bisher unerreichten Grade der Exactheit erhoben, und *Arlt,* Græfe's Lehrer, welcher auf operativem Gebiete und in der klinischen Erforschung der äusseren Affectionen des Auges sich unvergängliche Verdienste erworben hat. Aber wie hoch wir auch die Leistungen dieser Männer, sowie die seiner Lehrer Sichel und Desmarres in Paris, Jæger in Wien und vieler seiner Schüler wie

Liebreich, Horner, Schweigger und Anderer, schätzen, den Hauptantheil an dem Umschwunge, durch den die Ophthalmologie nunmehr zu einer geachteten medicinischen Disciplin wurde, hat doch der kühne Reformator selbst. In seinem kurzen Dasein — er hat nur das Alter von 42 Jahren erreicht und dabei waren fast die letzten zehn Jahre seines Lebens von schweren körperlichen Leiden getrübt — hat er nicht blos die ophthalmologische Wissenschaft mit einer staunenerregenden Menge von neuen Funden und Entdeckungen bereichert, eine häufige bis dahin unheilbare Krankheit des Auges heilen, zahlreiche unbekannte Störungen des Organs erkennen und rationell behandeln gelehrt — ihm ist auch in erster Linie zu verdanken, dass wir die engen Wechselbeziehungen der Erkrankungen des Sehorgans zu denen entfernter Organe und zu den constitutionellen Leiden kennen gelernt haben. Als ein klassisches Beispiel darf hier der von ihm gefundene Zusammenhang der mit dem Augenspiegel leicht erkennbaren Entzündung des Sehnervenendes mit den Geschwülsten des Gehirns angeführt werden. Kein einziges anderes Symptom hat für diese schweren Hirnaffectionen eine ähnliche diagnostische Bedeutung wie die beiderseitige sogenannte Stauungspapille Aber auch wichtige Krankheiten anderer Organe, des Herzens, der Nieren, des Rückenmarks äussern sich und zwar oft sehr frühzeitig, noch ehe anderweitige Symptome sie vermuthen lassen, durch Veränderungen im Augenhintergrunde, so dass der Augenspiegel für den innern Kliniker ein unentbehrliches diagnostisches Hilfsmittel geworden ist.

Dieser Umstand insbesondere, mehr noch als der enorm angeschwollene Umfang der Disciplin, musste auf die Stellung derselben an den Universitäten von Einfluss werden. Man sah ein, dass die Verbindung mit der Chirurgie nicht aufrecht erhalten werden konnte; diese selbst hatte so wunderbare Fortschritte gemacht, dass ihre Vertreter alle Kraft auf sie concentriren mussten und unmöglich den Anforderungen der neueren Ophthalmologie zugleich genügen konnten. Man emancipirte also die Augenheilkunde, errichtete eigene Lehrstühle, zunächst allerdings nur Extraordinariate, und gründete Special-Augenkliniken, anfangs freilich von bescheidenem Umfange und ziemlich kärglich dotirt. Eine der ältesten Kliniken dieser Art, die erste an den damaligen französischen Universitäten, wurde hier in Strassburg gegründet und dem verdienstvollen Prof. Stöber anvertraut, was an dieser Stelle auszusprechen mir eine angenehme Pflicht ist.

Später wurden die Lehrstellen zu Ordinariaten umgewandelt, der ophthalmologische Unterricht für die Studirenden obligatorisch, die Augenheilkunde zum Gegenstand der ärztlichen Staatsprüfung gemacht und ihr damit definitiv der Rang einer den anderen Fächern der Medicin ebenbürtigen Disciplin zuerkannt. Der Schöpfer der modernen Ophthalmologie hatte noch die Genugthuung, in Preussen als der erste ordentliche Professor der Ophthalmologie wirken zu können.

In den 21 Jahren, die seit des Meisters Tode verflossen sind, wurden an den meisten deutschen Hochschulen neue, dem erweiterten Bedürfnisse entsprechende Augenkliniken errichtet und jetzt sind in Preussen die Universitäten Berlin, Breslau, Greifswald, Göttingen, Halle, Kiel, Königsberg und Marburg, im übrigen Deutschland Leipzig, Heidelberg und Freiburg mit neuen Instituten ausgestattet. In Erlangen und in Rostock sind neue ophthalmologische Institute im Bau begriffen, so dass nur wenige Universitäten Deutschlands noch im Rückstande sind, auch diese voraussichtlich nur für kurze Zeit. Ausser den academischen Augenkliniken sind in einer Reihe von Städten aus provinzialen und städtischen Mitteln wohlausgestattete Augenheilanstalten gegründet worden, welche in erfreulicher Blüthe stehen und deren Leitern auch die Wissenschaft manche bedeutende Förderung zu verdanken hat.

Die Opfer, welche für die Herstellung dieser Anstalten gebracht worden sind, legen den Vorständen derselben bedeutende Pflichten auf, und in dem Augenblicke, wo ein neues Institut dieser Art in Betrieb genommen wird, ist es wohl angebracht, zu untersuchen, welche Aufgaben es erfüllen soll, welche Ansprüche gerechterweise erhoben werden können.

Wir werden da vor Allem berücksichtigen müssen, dass es sich um ein *academisches* Institut handelt, dass es demnach gleichzeitig der Forschung und dem medicinischen Unterrichte dienen soll. In Beziehung auf die erstere lässt sich nur sagen, dass hoffentlich die dazu Berufenen sich bemühen werden, nach besten Kräften die Wissenschaft zu fördern, die Grenzsteine unseres Wissens und Könnens weiter hinauszurücken. So wichtig diese Seite der academischen Thätigkeit ist, so lässt sich gerade von ihr behaupten, dass das Institut als solches am wenigsten Einfluss auf sie hat. Die Anstalt vermag nur insofern fördernd einzugreifen, als sie die Materialien zu Untersuchungen herbeischafft, technische Hülfsmittel liefert, die Vorbedingungen für die wissenschaftliche Arbeit erfüllen hilft: diese selbst aber spielt sich im Gehirn des Forschers ab und ist seine ganz individuelle Leistung. Es ist daher, wie Dubois-Reymond treffend bemerkte, thöricht zu erwarten, dass aus einem neuen wissenschaftlichen Institut, wie die Manufacturwaaren aus einer Fabrik, regelmässig eine gewisse Zahl wissenschaftlicher Entdeckungen hervorgehen müsse.

Ist also die Einwirkung des Instituts auf die Forschung nur eine indirecte, so ist sie desto mächtiger auf den Unterricht, bei dem wir einen Augenblick verweilen müssen. Der academische Lehrer ist der Lehrer der Jugend, der kommenden Generation, und diese hat das Recht zu verlangen, dass ihr das Lernenswerthe möglichst vollständig und möglichst übersichtlich geboten werde. Damit soll nicht gesagt werden, dass dem Lernenden die eigene strenge Mitarbeit erspart werden soll; im Gegentheil, nicht Gedächtnisskram, nicht allein Kenntnisse, sondern Anschauung und Anregung zu eigener Denkthätigkeit soll ja die Losung sein. Aber dieses Ziel ist im klinischen Unterricht nicht zu erreichen ohne ein ergiebiges Krankenmaterial und ohne zweckmässige Einrichtungen. Unsere Studirenden sollen in durchschnittlich zwei Semestern, während deren sie neben vielen anderen Fächern auch Augenheilkunde treiben, eine Uebersicht über das ganze Gebiet gewinnen, die wichtigsten Methoden der Untersuchung des gesunden und kranken Organs kennen lernen und praktisch üben, alle äusseren Erkrankungen des Auges und einen Theil der inneren richtig diagnosticiren und rationell selbstständig behandeln lernen. Das ist denn keine leicht zu erfüllende Forderung; aber die Erfüllung ist möglich, wenn der Lehrer seine Aufgabe richtig auffasst und der Schüler, anatomisch und physiologisch hinreichend vorgebildet, das in der Klinik Gebotene zu Hause fleissig verarbeitet. Da heisst es denn für den Lehrer sich weise beschränken — „was er weise verschweigt, zeigt mir — nicht nur den Meister des Stils!"; nicht zu viel, aber auch nicht zu wenig und das Nothwendige in höchster Vollkommenheit. Der Lehrer wird stets dessen eingedenk sein müssen, dass er nicht Specialisten auszubilden hat — obwohl natürlich auch hierzu die Gelegenheit gegeben werden soll —, sondern dass er dem künftigen praktischen Arzte, namentlich auch dem Landarzte, der meist ganz auf sich gestellt ist und nur in seltenen Fällen die Hülfe von Specialisten anrufen kann, — die für seinen Beruf nothwendigen Anschauungen, Kenntnisse und Fertigkeiten vermitteln soll.

Ein grosses Gewicht wird der Lehrer auf die *Untersuchungsmethoden* legen; der Studirende muss lernen, wie ein Auge betrachtet, betastet und functionell geprüft wird. Die Beobachtung der kleinen Objecte, um die es sich dabei handelt, die Distanzenschätzung der in verschiedener Tiefe gelegenen Theile, die Zartheit, mit welcher bei der manuellen Untersuchung verfahren wird, stellen eine ausgezeichnete Schulung für die ärztliche Untersuchung überhaupt dar, und die hierbei gewonnene Uebung wird sich auch bei anderen Organen nutzbringend erweisen.

Eine nicht geringe Sorgfalt wird der Lehrer auf die *Auswahl* der klinisch zu erörternden

Krankheitsfälle legen. Die Mehrzahl derselben wird die für den praktischen Arzt so wichtigen äusseren Entzündungen des Auges, die Erkrankungen der Lider, der Bindehaut, der Hornhaut und Regenbogenhaut betreffen. Wie verbreitet diese sind, und welche Rolle einzelne von ihnen, wie die Hornhautentzündungen im kindlichen Lebensalter spielen, welche Bedeutung dieselben sogar in national-ökonomischer Hinsicht erlangen, davon macht sich der Fernerstehende nur schwer eine Vorstellung. Eine Unzahl von Kindern der ärmeren Volksklassen wird von Entzündungen der Bindehaut und der Hornhaut ergriffen, welche durch die Flecken, die sie zurücklassen, die Function des Auges in hohem Grade schädigen, oft einen passenden Beruf zu ergreifen verhindern und die Erwerbsfähigkeit für das ganze Leben beeinträchtigen. Zu ihrer Bekämpfung stehen uns eine kleine Zahl zum Theil sehr energischer Mittel zu Gebote, welche der Arzt mit voller Sicherheit zu handhaben verstehen muss. Wie alle sehr differente Mittel aber sind sie ein zweischneidiges Schwert; sie stiften am unrechten Orte ebenso leicht Schaden, wie sie bei richtiger Indication sich heilsam, zuweilen lebensrettend für das Auge erweisen. Als Beleg für diese Behauptung lässt sich die eitrige Augenentzündung der Neugeborenen anführen. Diese Krankheit, welche leider immer noch eine fruchtbare Quelle der Erblindungen bildet — in Illzach z. B. ist unter den 75 Zöglingen der dortigen Blindenanstalt der dritte Theil durch die Entzündung der Neugeborenen erblindet —, diese Krankheit, sage ich, lässt sich mit Sicherheit heilen, wenn sie rechtzeitig und richtig behandelt wird, während sie bei zu spät eingeleiteter oder verkehrter Therapie das Auge zerstört. Das Ideal, welches der Kliniker zu erstreben hat, ist, den Studirenden in der Erkennung und Behandlung der äusseren Ophthalmien so weit zu bilden, dass er für diese Kategorie von Krankheiten die Hülfe von Specialisten später entbehren kann.

Eine weitere Aufgabe des Lehrers besteht darin, seinen Zuhörern von den *inneren* Erkrankungen des Organs, welche nur mit Hülfe des Augenspiegels und einer systematischen Prüfung der Functionen diagnosticirt werden können, richtige Anschauungen zu verschaffen. Feinere Veränderungen der inneren Membranen zu diagnosticiren, wird man von dem Arzte nicht verlangen dürfen, weil er die hierzu erforderliche Uebung im Gebrauch des Augenspiegels meistens nicht besitzen kann; aber auch solche Fälle wird er so weit zu beurtheilen lernen müssen, dass er entscheiden kann, ob eine gegebene schwere Sehstörung auf organischer Grundlage beruht, oder ob es sich nur um eine Anomalie der Function oder des physikalisch-optischen Zustandes des Auges handelt. Gar manche dieser

Fälle werden von Unerfahrenen für organische Leiden angesehen und entsprechend behandelt, während in der That das Uebel auf einem optischen Fehler beruht und durch eine richtig gewählte Brille beseitigt wird. Dieser Theil des klinischen Unterrichtes umfasst alle die zahlreichen Beziehungen der Augenkrankheiten zu den anderweitigen Organerkrankungen, zu den Krankheiten des Gehirns, des Rückenmarks, des Herzens, der Nieren und zu den constitutionellen Leiden. Bei Fällen dieser Art wird der klinische Lehrer mit Vorliebe verweilen; an ihnen kann er dem jungen Mediciner sichtbar und greifbar zeigen, dass das Studium des Auges einen Werth hat, der über den Umfang des Augenhöhlenrandes hinausgeht. Wenn der Studirende erfährt, welche wichtige Aufschlüsse für die Diagnose vieler Störungen des centralen Nervensystems geliefert werden durch die genaue Beobachtung der Pupillenbewegungen, durch die Störungen in den mit wunderbarer Präcision sich vollziehenden Leistungen der Augenmuskeln, durch die charakteristischen Veränderungen des Gesichtsfeldes und des Farbensinnes, dann sieht er wohl ein, dass die Augenheilkunde für den inneren Mediciner wichtig, ja unentbehrlich ist. In der Erläuterung grade dieser Fälle wird der klinische Lehrer zu beweisen haben, dass er selbst Arzt ist, der nicht ein einzelnes Organ, sondern das ganze Individuum berücksichtigt; hier wird er seine Kunst in der Gestaltung wohlgelungener und plastischer klinischer Krankheitsbilder zeigen können. Nicht die Ausarbeitung kleinster Details, sondern die Hervorhebung des Wesentlichen, nicht die feine Ciselirung, sondern das prägnante Relief wird er vor Allem anzustreben haben, und wenn er naturgemäss die Störungen am Auge oder seinen Muskeln eingehender behandelt, wird er bemüht sein, den Zusammenhang mit den entfernten Organen deutlich klar zu legen. Diese Fälle bieten des Fesselnden soviel, dass der Lehrer nicht genöthigt ist, auf die sogenannten interessanten klinischen Fälle, die zumeist Seltenheiten und Curiosa sind, in grösserem Massstabe zurückzugreifen. Diese mögen durch merkwürdige Combinationen von Symptomen das Interesse des Fachmannes wecken und zu Forschungen anregen, im klinischen Unterrichte gebührt ihnen nur ein untergeordneter Platz.

Aehnliches lässt sich von den grösseren, d. h. mit Eröffnung des Augapfels verbundenen Operationen, der Staarextraction, der künstlichen Pupillenbildung, der Entfernung von Fremdkörpern aus dem Augeninneren und anderen Eingriffen behaupten. Sie sind von der allergrössten Wichtigkeit für die Leistungen des Instituts; ihnen hauptsächlich verdanken wir die schönsten therapeutischen Erfolge, durch welche wir im Stande sind, einer grossen Zahl von Erblindeten das

Augenlicht, mitunter die volle Function, wiederzugeben; von ihnen in erster Reihe hängt der Ruf und das Ansehen einer Anstalt ab. Aber *im klinischen Unterrichte* müssen sie sich mit einer bescheidenen Rolle begnügen; er darf nicht dahin abzielen, sie zum Gemeingut der ärztlichen Welt zu machen; das würde den Kranken wie den Aerzten nur zum Schaden gereichen. Denn zu ihrem Gelingen gehört ausser einer geschulten Assistenz und geeigneten Einrichtungen vor Allem eine manuelle Geschicklichkeit und eine Uebung, welche nur langsam erworben werden kann, und deren Werth durch die grössere Sicherheit der modernen antiseptischen Wundbehandlung nicht vermindert worden ist. Wenn der Studirende in dem Verständniss der operativen Fälle so weit gefördert worden ist, dass er zu beurtheilen vermag, ob ein operativer Eingriff geboten ist und welches der günstige Zeitpunkt für denselben ist, so ist meines Erachtens das Erforderliche geleistet: die Ausführung der Operation und die Nachbehandlung muss dem Specialarzte überlassen bleiben. Dann wird der junge Mediciner Krankheiten, die nur einer Operation zugänglich sind, nicht mit nutzlosen Mitteln behandeln und andererseits nicht Patienten dem Augenarzte überweisen, die nicht geheilt werden können, weil ausser der äusserlich sichtbaren Veränderung schwere innere Complicationen bestehen. Wenn ihm in der Klinik Gelegenheit geboten wird, eine Reihe solcher Fälle zu sehen und zu beobachten, wird er diese Klippen vermeiden. Ausserdem halte ich es für zweckmässig, die Studirenden in kleinen Gruppen als Zuschauer zu den Operationen heranzuziehen, um sie die Technik derselben einigermassen kennen lernen zu lassen und ihnen in praktischen Cursen Gelegenheit zu geben, an Thier- und Leichenaugen die Operationen selbst auszuführen. Diese Curse liefern ein vorzügliches Mittel, Hand und Auge zu üben und damit die chirurgische Geschicklichkeit überhaupt zu fördern.

Am klarsten endlich und am einleuchtendsten zeigt sich der Nutzen einer solchen Anstalt für das Publikum. Ihre blosse Existenz ist schon eine wahre Wohlthat für eine grosse Zahl von Augenkranken. Gar oft ziehen sich an und für sich unbedeutende entzündliche Leiden der vorderen Abschnitte des Auges ungebührlich in die Länge oder nehmen durch Complicationen einen übeln Verlauf, weil die Kranken in Folge ungünstiger häuslicher Verhältnisse sich allen Schädlichkeiten aussetzen müssen und oft die elementarsten Gebote der Reinlichkeit nicht erfüllen können. Versetzen wir diese Patienten aus der Noth ihrer kümmerlichen Verhältnisse in die Klinik, wo sie eine reine Luft athmen, gesunde Nahrung erhalten und sauber gehalten werden, so tritt oft nach überraschend kurzer Zeit ein Umschwung zum Bessern oder völlige Heilung ein. Es ist klar, dass hiervon zunächst die Armen von Strassburg und der Umgegend, vielfach aber auch die aus grösserer Entfernung Nutzen ziehen werden. Die grosse Bettenzahl, über 60, über welche wir jetzt verfügen, wird uns gestatten, einer Menge von Kranken, insbesondere auch von Kindern, die Wohlthat der klinischen Behandlung zu Theil werden zu lassen. Bisher hatte uns der unzureichende Raum in dieser Hinsicht gar beengende Schranken auferlegt. So mancher musste zurückgewiesen werden, der der Aufnahme bedurft hätte, oder früher entlassen werden, als eigentlich heilsam gewesen wäre; wir mussten eben den dringendsten Anforderungen entsprechen. Jetzt werden wir in grösserem Umfange als bisher auch diejenigen Kranken aufnehmen können, welche durch Ansteckung ihrer Umgebung gefährlich werden, und sie in unseren Zimmern isoliren.

Dass die Anstalt bemüht sein wird, für die Kranken, welche an inneren Augenaffectionen, an schweren Sehstörungen oder an Verletzungen leiden, bestens zu sorgen, versteht sich von selbst. Welche Bedeutung in dieser Beziehung den operativen Eingriffen zukommt, wurde schon vorhin von mir angedeutet. Der Leiter einer jeden derartigen Anstalt wird ein Hauptziel seines

Strebens darin erblicken, durch Verbesserung der Methoden, durch Correctheit in der Ausführung der Operationen und Sorgfalt in der Nachbehandlung die Zahl seiner Erfolge zu steigern. Die Kategorie von Patienten, welche hierbei in Betracht kommt, rekrutirt sich nur zum kleinsten Theil aus der Stadt; so gehörten von den 105 Kranken, welche im Laufe des Jahres 1891 an Cataract operirt worden sind, nur 7 der Stadt Strassburg, 62 dem Bezirk Unter-Elsass, 17 dem Bezirk Ober-Elsass, 8 dem Bezirk Lothringen, 5 dem Grossherzogthum Baden, 6 verschiedenen anderen Ländern an.

Man darf daher wohl behaupten, dass in dieser Hinsicht die Anstalt dem Landesinteresse dient.

Und so sei denn das neue Institut seiner Bestimmung übergeben. Mögen in seinen Mauern jetzt und für alle Zukunft der erhabene Geist der Wissenschaft und der milde Genius der Humanität gemeinsam das Scepter führen! Mögen Alle, die in ihm zu wirken berufen sind, von hohem Pflichtgefühl durchdrungen, stets dessen eingedenk sein, dass ihnen obliegt, den Schatz unseres Wissens zu vermehren, zugleich aber nicht vergessen, dass die Kranken nicht nur Objecte der Beobachtung, sondern unsere leidenden Mitmenschen sind, denen geholfen werden soll! Dann wird dieses Institut seine Aufgabe erfüllen, unserer Universität, dieser altehrwürdigen Stadt, diesem schönen Lande zum Nutzen, und — zu seinem sehr bescheidenen Theile — auch dem theuren Vaterlande zur Ehre gereichen. In dieser freudigen Hoffnung liege die Weihe des heutigen Tages.

FSC
www.fsc.org
MIX
Papier | Fördert gute Waldnutzung
FSC® C083411

Zeitfracht Medien GmbH
Ferdinand-Jühlke-Straße 7
99095 Erfurt, Deutschland
produktsicherheit@kolibri360.de